CONTRIBUTION A L'ÉTUDE

DES

FIBROMES DU TRONC

EN RAPPORT AVEC

LA PAROI ABDOMINALE ANTÉRIEURE

PAR

H. GUERRIER

Docteur en médecine de la Faculté de Paris.
Médaille de bronze de l'Assistance publique (Externat 1879-82)

PARIS

A. PARENT, IMPRIMEUR DE LA FACULTÉ DE MÉDECINE

A. DAVY, successeur

52, RUE MADAME ET RUE MONSIEUR-LE-PRINCE, 14

1883

CONTRIBUTION A L'ÉTUDE

DES

FIBROMES DU TRONC

EN RAPPORT AVEC

LA PAROI ABDOMINALE ANTÉRIEURE

PAR

H. GUERRIER

Docteur en médecine de la Faculté de Paris.
Médaille de bronze de l'assistance publique (Externat de 1879-82)

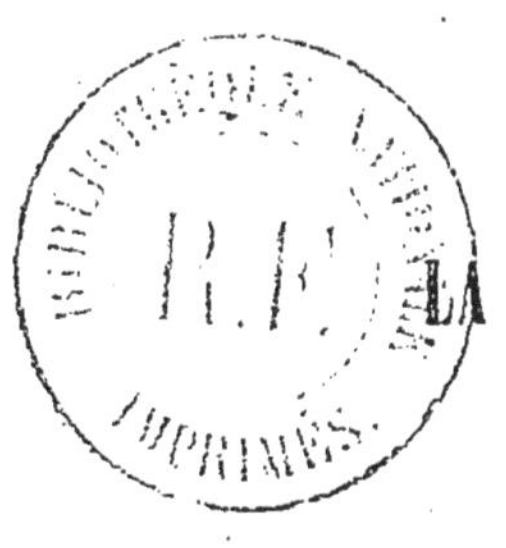

PARIS

A. PARENT, IMPRIMEUR DE LA FACULTÉ DE MÉDECINE

A. DAVY, successeur

52, RUE MADAME ET RUE MONSIEUR-LE-PRINCE, 14

1883

CONTRIBUTION A L'ÉTUDE

DES FIBROMES DU TRONC

EN RAPPORT AVEC

LA PAROI ABDOMINALE ANTÉRIEURE

INTRODUCTION

Si l'on parcourt les observations et mémoires qui ont trait aux fibromes de la paroi abdominale antérieure, on est frappé de la concordance des auteurs dans la presque totalité de leurs conclusions. Tous s'accordent sur la facilité de certains points de leur étude, sur les difficultés de quelques autres; tous sont maintenant unanimes au sujet de l'intervention chirurgicale plus ou moins prompte.

Cependant deux cas de fibrome que nous avons observés dans nos études, l'un dans le service de M. Verneuil en 1881, l'autre dans celui de M. Trélat au commencement de 1883, nous ayant engagé, eu égard à leur issue funeste, à étudier les travaux antérieurs ayant trait à ce sujet, nous sommes arrivé sur plusieurs points à des conclusions différentes de celles de la majorité des auteurs. Et, pour ne citer notamment que *l'origine* de ces tumeurs, qui n'est pas la partie la moins intéressante de la question, nos résultats s'éloignent sensiblement de ceux admis encore aujourd'hui par la majorité des chirurgiens.

Mais nous avions surtout en vue le traitement, et nous le disons de suite, nous avons trouvé plusieurs cas qui, réunis aux deux qui nous occupaient spécialement dès l'abord, nous ont paru de nature à opposer certaines restrictions aux conclusions optimistes formulées par presque tous, et à présenter peut-être des considérations nouvelles au sujet du manuel opératoire. C'est pourquoi nous en avons fait l'objet de notre thèse.

A côté des fibromes que nous étudions, on pourrait naturellement placer les tumeurs pelviennes proprement dites, et aussi les tumeurs fibreuses de la région cervico-dorsale dont M. le professeur Guyon (1) a récemment établi l'analogie avec celles qui nous occupent. Mais, pour bien limiter notre sujet, nous laisserons de côté ces dernières variétés de tumeurs fibreuses et n'aurons en vue dans ce travail, ainsi que son titre l'indique, que les fibromes en rapport avec la paroi abdominale antérieure. Nous n'y ajouterons incidemment que l'étude des fibromes de la cavité de Retzius, qui ne sont évidemment qu'une variété des tumeurs qui nous occupent, et chez lesquelles également le voisinage du péritoine double l'importance clinique.

Ce travail sera divisé en trois parties : dans la première, nous exposerons toutes les observations que nous connaissions, mais résumées, car pour ne pas faire trop

(1) Tribune médicale, 1877, p. 257.

de remplissage, nous avons laissé de côté les points qui ne sauraient admettre de discussion, et n'avons mis en relief que ceux ayant directement trait à notre sujet. Après cet exposé, qui nous servira en quelque sorte d'analyse, nous ferons rapidement la synthèse de l'histoire des fibromes et dirons les conclusions auxquelles nous aura conduit l'étude de chacun des cas que nous aurons rapportés. Ce sera l'objet du second chapitre. La troisième partie enfin sera exclusivement consacrée au traitement. Laissant de côté la thérapeutique et les médications internes, nous étudierons de suite les divers procédés chirurgicaux et dirons celui auquel nous donnons la préférence. Mais nous insisterons auparavant sur l'intervention en elle-même dont nous discuterons l'opportunité.

Nous espérons en effet démontrer que l'intervention chirurgicale est souvent moins absolue que ne le prétendent certains auteurs (1) ; qu'il est par conséquent inutile de faire courir à ces malades les risques d'une opération dont les suites peuvent être funestes ; et que, lorsque le rôle du chirurgien est nettement tracé, un mode opératoire variable suivant les cas en même temps que des mesures préventives importantes doivent être appliquées par tous les opérateurs.

(1) Péan, 1880. Diagnostic et traitement des tumeurs de l'abdomen et du bassin.

CHAPITRE PREMIER

ÉTUDE RÉSUMÉE DES CAS CONNUS.

Malgré le soin que nous avons mis à nos recherches bihliographiques, dans les bulletins et mémoires des sociétés savantes, nous n'avons rien trouvé dans les anciens auteurs, bien qu'il soit peu vraisemblable que le fibrome qui nous occupe ait seulement vu le jour en 1850. M. le professeur Sappey est le premier qui en fasse mention (1) et il est à remarquer que personne ne l'a cité depuis. Cette observation est pourtant assez curieuse pour que nous la donnions ici.

Obs. I.—Tumeur volumineuse de la région ombilicale, de nature fibro-plastique, prise pour une tumeur encéphaloïde. — Extirpation. — Guérison.

Journalier de 51 ans, entre à l'hôpital des Cliniques dans le service de M. Sappey le 19 mai 1849. Il s'aperçut, il y a douze ans, de l'existence d'une petite tumeur qui était grosse comme une noisette, molle, indolente, et sans changement de coloration de la peau. Accroissement lent jusque dans ces derniers temps, mais très rapide depuis six mois et qui augmente son volume de plus des deux tiers. Çà et là, et depuis deux mois, petites excoriations qui se recouvrirent de croûtes. A dater de cette dernière époque seulement, quelques élancements dans la tumeur.

____

(1) Gazette des hôpitaux, janvier 1850, p. 29.

Etat actuel. Dans la région ombilicale, tumeur du volume d'un melon assez gros. Forme d'un ovoïde à grand diamètre transversal, étendu d'un hypochondre à l'autre, et dont l'extrémité droite est la plus volumineuse. Diamètre vertical d'environ 7 à 8 pouces. Elle est arrondie et légèrement pédiculée; ses limites, lorsque le malade est dans le décubitus dorsal, sont appréciables seulement à la partie supérieure; elles remontent jusqu'à 1 centim. 1/2 au-dessous de l'appendice xiphoïde; en bas elles sont cachées par le relief de la tumeur qui dépasse de trois travers de doigt l'insertion inférieure du pédicule; celle-ci se fait précisément au niveau de la cicatrice ombilicale.

La tumeur est lisse, dure, parfaitement arrondie dans son tiers droit, mamelonnée, ulcérée dans le reste de son étendue et couverte de croûtes d'un brun jaunâtre qui alternent avec la coloration violacée de la peau. Dans quelques points, notamment en bas et sur la ligne médiane, on constate une certaine mollesse et une fluctuation douteuse. Les points ulcérés ne fournissent jamais d'hémorrhagies. Enfin la tumeur est assez mobile, elle parait superficielle et ne pas faire saillie intérieurement.

L'état général du malade est satisfaisant; son teint est bien un peu jaunâtre, mais l'appétit est parfaitement conservé. Les autres fonctions sont normales; somme toute, pas d'autre gêne que celle produite par le volume.

Malgré l'absence de fongosités et d'hémorrhagies on diagnostique une tumeur encéphaloïde ayant subi un commencement de ramollissement.

Opération le 26 mai: une incision unique ovalaire circonscrit toutes les parties de la tumeur dont la peau est altérée. On dissèque les lambeaux de peau saine jusqu'au niveau de l'insertion du pédicule à la paroi abdominale; pendant ce temps de l'opération, on ouvre un petit kyste séreux sous-cutané qui donnait lieu à la fluctuation de la partie inférieure.

La dissection est continuée ensuite à la profondeur de la tumeur qui est plane et adhérente à la paroi abdominale. L'adhérence est constituée par un tissu cellulaire assez lâche excepté vers le centre où le tissu morbide pénètre dans l'interstice des fibres aponévrotiques de la ligne blanche. Cette petite portion de la tumeur se déchire très facilement et l'on éprouve alors quelque difficulté à l'extraire complétement; on y parvient cependant en râclant avec la pointe d'un bistouri le tissu dont la pénétration n'est pas profonde.

Il reste après l'opération une énorme perte de substance ovalaire comme la tumeur; les bords supérieur et inférieur de la plaie peuvent être rapprochés et unis au contact quoique avec peine; on dissèque, pour faciliter la réunion, le lambeau supérieur seulement, car l'inférieur dont le bord libre est à un pouce et demi de l'ombilic a été primitivement disséqué jusqu'au niveau de cette cicatrice. Il s'en écoule fort peu de sang, on n'a eu affaire qu'à de petites artères qui ont été tordues.

Enfin, les lèvres de la plaie affrontées, sont réunies par douze points de suture entortillée, d'ou résulte une caverne complète, aplatie, à paroi antérieure constituée par la peau et le tissu cellulaire sous-cutané, à paroi postérieure formée par les aponévroses abdominales.

La tumeur incisée largement offre à la coupe une surface blanche, assez brillante, homogène, cloisonnée, très dure, plus grise que le tissu encéphaloïde, ne fournissant pas au râclage le suc laiteux caractéristique, et sans aucune vascularisation.

M. Robin, prié d'examiner cette tumeur au microscope n'y trouve pas de cellules cancéreuses, mais seulement du tissu fibro-plastique.

Le reste de l'observation a trait à la cicatrisation qui fut normale. Vers le 15 juillet le malade sortit guéri.

Le mois suivant de la même année (1850) Limange

publie un fait d'autant plus analogue que c'est aussi
un homme qu'il vise (1).

Voici les points saillants de l'observation de Limange:

Obs. II. — Homme de 55 ans, nerveux, maigre mais solide,
s'est aperçu, il y a quatorze ans, de l'existence d'une petite
tumeur du diamètre de 1 centim. qui siégeait à droite et un
peu au-dessus du nombril. Elle va croissant pendant les dix
premières années, sans déterminer grande gène et atteint le
volume du poing. Mais depuis quatre ans accroissement rapide et la gène des fonctions digestives augmente en raison
du volume. Douleurs sourdes, profondes pongitives, intermittentes. Altération sensible du teint qui devient jaune
paille. La médication interne fut sans résultat.

Etat actuel : Tumeur du volume de la tête d'un enfant de
4 à 5 ans, recouverte d'une peau très altérée, rouge et sur le
point de s'ulcérer en plusieurs endroits, ce qui, joint au teint
du malade avait donné l'idée à plusieurs praticiens d'une tumeur cancéreuse. Grand dérangement des fonctions digestives. Douleurs continues, souvent lancinantes. La tumeur a
pris, dans ces derniers temps, un grand développement vers
la partie supérieure et comprime surtout le colon transverse
et l'estomac. Les autres signes sont les signes ordinaires des
fibromes. Amaigrissement prononcé, facies altéré.

Le diagnostic établi, et sur les instances du malade, l'opération est faite le 28 octobre. Toute l'épaisseur des muscles
abdominaux dut être sacrifiée attendu que la tumeur était
implantée sur l'aponévrose profonde (fascia internalis). Une
dissection minutieuse parvint à la séparer complètement de
cette membrane et le péritoine fut ainsi ainsi préservé de
toute atteinte. Il ne restait plus qu'un mince pédiculé fortement adhérent à l'aponévrose. Au moment de sa section, ap-

(1) Gazette des hôpitaux, 14 février 1850.

parut un jet artériel abondant. L'hémorrhagie fut arrêtée non sans quelque peine mais aucune réunion ne fut possible. Néanmoins, les suites de l'opération furent simples et, deux mois après, la guérison était complète, en même temps que toute gène avait disparu.

La tumeur pesait environ 5 livres. Elle était uniformément constituée de tissu fibreux, sans trace de vaisseaux et sans aucun point ramolli.

Dans son étude snr les fibromes intra-pariétaux, M. le professeur Guyon (1) attribue un nouvel exemple de ces fibromes à Bouchacourt de Lyon et à la date de 1851. Mais nous avons vainement cherché cette observation dans les diverses publications lyonnaises. Aussi n'en parlerons-nous pas.

Quoiqu'il en soit, ce n'est que postérieurement aux deux auteurs que nous venons de citer, qu'eut lieu à la Société de chirurgie (2) l'exposé des cas que chacun avait observés de son côté, et c'est alors qu'il convient de placer les noms de Huguier, Michon, Nélaton, Chassaignac, Verneuil. Nous avons tenu à rappeler exactement cette chronologie qui nous a paru la vraie et que nous n'avons vu nulle part. Il reste cependant acquis que ce n'est guère qu'en 1860 que l'attention des chirurgiens fut sérieusement appelée sur ce sujet à la suite de la communication de Huguier.

Voici, très résumées, les observations qui furent l'objet de la communication de Huguier et que le Dr Bodin (3) a publiées tout au long dans sa thèse.

(1) Guyon. Loc. cit.
(2) Séance du 22 août 1860
(3) Bodin. Thèse de Paris, 1861.

Obs. III.—Tumeur fibreuse péripelvienne adhérente au péritoine.
Opération par morcellement. — Guérison.

June femme de 26 ans, mère. Début de la tumeur il y a
environ quatre ans. Longtemps indolente, elle a grossi len-
tement en provoquant quelques douleurs sur le trajet du nerf
abdomino-génital.

Etat actuel.— 8 centim. de hauteur, 9 centim. de largeur.
Pédicule large, adhérent à l'épine iliaque antéro-supérieure.
Indépendance absolue de l'utérus. Douleurs hypogastriques
sourdes augmentant par la fatigue. Dans la tumeur, douleurs
spontanées intermittentes, augmentant aux époques mens-
truelles. La section sous-cutanée n'empêche pas la tumeur
de se développer d'une façon alarmante. Opération le 20 février 1860. La tumeur adhère au péritoine. M. Gosselin l'enlève, tranche par tranche, et en laisse une partie pour ne pas
ouvrir la séreuse péritonéale. La tumeur est composée d'éléments fibreux et fibropl-astiques par parties égales. La portion que M. Gosselin a laissée, bourgeonne et s'accroît; flèches
caustiques qui en font disparaître les derniers vestiges. La
plaie guérit, mais il reste une légère éventration à travers
laquelle, hernie de l'intestin. Pelote en caoutchouc et à pression modérée. La cicatrice devenant douloureuse, on est
obligé de renoncer à la pelote. La guérison se fait néanmoins seule et radicale. Pas d'autre récidive.

Obs. IV. — Tumeur fibreuse péripelvienne. — Ablation complète.
Éventration consécutive.

Femme de 27 ans, deux fois mère. Durant le troisième
mois de la seconde grossesse elle s'aperçut de l'existence d'une
tumeur grosse comme un œuf de pigeon dans la fosse iliaque
gauche. Siège d'élancements durant cette grossesse et qui

cessèrent après, La tumeur s'accroît et atteint le volume du poing.

Etat actuel. —Volume d'un gros poing. Pédicule court et arrondi à l'épine iliaque antérieure et supérieure. Second pédicule allant vers le pubis. Passage d'un séton-fil dans la tumeur et troubles consécutifs, fièvre, nausées. On retire le séton et on constate alors l'indépendance de la tumeur et de l'utérus.

Son accroissement rapide effrayant la malde, Huguier fait une incision suivant le grand axe et arrive sur la tumeur dans le fascia superficialis épaissi. Section des deux pédicules, décollement de la tumeur sans lésion du péritoine. Les jours suivants, quelques phénomènes de péritonite localisée combattus par le calomel.

La tumeur pèse 192 grammes. Tissu fibreux pur. Six mois après, la guérison s'est maintenue, mais il y a une hernie à cette place. Dans le point diamétralement opposé, à droite, Huguier constate l'existence d'une petite tumeur analogue, indolente, lisse.

Oʙs. V. — Tumeur fibreuse péripelvienne adhérente à l'épine iliaque antérieure et supérieure par un pédicule; section de ce pédicule par la méthode sous-cutanée. — Insuccès.

Femme de 39 ans. Une couche à 30 ans, quatre ans après, fausse couche de 5 mois. Un médecin appelé à cette époque fixe l'attention de la malade sur une tumeur grosse comme une noix, siégeant dans la région iliaque gauche et au-dessus du ligament de Fallope. L'absence de douleur et la lenteur du développement l'avait fait passer inaperçue. Quelques élancements dans la tumeur au moment des règles.

Etat actuel. —Volume d'un œuf de poule située à la partie antérieure et latérale gauche de la paroi, entre l'épine iliaque antérieure et supérieure et le pubis. Caractères ordinaires. Indolente. En passant le doigts sous son bord inférieur ou l'énuclée des parties profondes. Elle paraît développée dans l'épaisseur même de la paroi. Un pédicule gros et court la relie à l'épine iliaque antéro-supérieur et à la face interne de l'os iliaque. Le toucher vaginal constate l'indépendance de la tumeur avec les viscères du petit bassin ; de même le toucher rectal.

Les fondants n'amenant aucun résultat, Huguier fait la section sous-cutanée du pédicule des parties profondes vers les parties superficielles. Cicatrisation facile et rapide, mais aucun changement dans le volume et la malade sort telle qu'elle est entrée.

Obs. VI. — Tumeur fibreuse développée dans l'hypochondre gauche au niveau des dernières fausses côtes.

Femme de 53 ans. Trois enfants. Tumeur du volume du point dont l'extrémité supérieure est en rapport avec la dernière fausse côte à laquelle elle paraît adhérer par un pédicule court et aplati. Son extrémité inférieure descend jusqu'à la crête de l'os des îles et paraît se prolonger aussi par un pédicule dans le voisinage de l'épine iliaque antérieure et supérieure.

Jamais douloureuse, marche très lente, puisqu'elle a débuté il y a quatorze ans. Toutes les fonctions s'accomplissent bien. Non opérée.

Telles sont les observations qui firent l'objet de la communication de Huguier à la Société de chirurgie.

Ce fut dans cette même séance (22 août 1860) que M. le professeur Verneuil rappela (obs. VII) qu'il avait observé un cas analogue, mais sans l'opérer parce qu'il n'était par certain des rapports de la tumeur avec le péritoine.

Chassaignac (obs. VIII) cita aussi un fait personnel qu'il avait opéré et guéri deux ans auparavant.

Michon enfin rapporta trois exemples : l'un qui ne fut pas opéré (obs IX), l'autre qui le fut avec peine, mais sans ouvrir le péritoine et qui guérit (obs. X) ; le troisième enfin dont l'opération faite par Nélaton fut longue et laborieuse. Voici en deux mots cette dernière observation que tout le monde connaît.

Obs. XI. Femme de 36 ans. Tumeur dans la fosse iliaque, présentant les signes ordinaires et de plus *mobile dans tous les sens*. Large pédicule iliaque. L'opération présenta quelques difficultés, car le péritoine était très fortement adhérent à la tumeur et en le décollant, le chirurgien l'ouvrit dans une très petite étendue. Heureusement un bouchon épiploïque vint obturer la petite ouverture et constituer un moyen anaplastique naturel. Aucun des gros vaisseaux ne fut lié. Enfin, Nélaton abrasa le pédicule avec des ciseaux. Guérison. L'opération fut faite en 1857. Pas de récidive en 1862.

En 1861 le Dr Bodin (1) élève de Huguier fait le premier travail d'ensemble sur ce sujet et rapporte deux observations nouvelles à ajouter à celles que son maître avait signalées à la Société de chirurgie.

Obs. XII. — Tumeur fibreuse de la paroi abdominale adhérente à la face interne de la troisième fausse côte gauche, en dehors du bord externe du grand droit.

Femme de 28 ans, 2 enfants. Tumeur qui a débuté il y a quelques mois, allongée, presque cylindrique, longueur 5 c.,

____

(1) Bodin. Thèse de Paris, 1861.

largeur 2 c. environ. Léger rétrécissement à l'union de son
tiers supérieur avec les deux tiers inférieurs ; aussi la masse
inférieure est-elle un peu plus considérable. Non douloureuse
mais seulement gênante quand la malade met son corset.

Non opérée sans doute puisque l'auteur n'en parle
pas.

Obs. XIII. — Tumeur fibreuse de la paroi abdominale adhérente
à la face externe de la dernière fausse côte gauche.

Femme de 33 ans. 9 fois mère. Tumeur haute de 27 c.,
large de 26 environ. Mobile, pédiculée. Début il y a dix-neuf
mois, a continuellement grossi depuis un an. Caractères
ordinaires, indolente. Appétit et digestions bonnes. Etat général satisfaisant. Huguier s'abstient de l'opération en raison
du volume.

L'année suivante en 1862, Nélaton (1) dans une leçon
faite à l'hôpital des Cliniques joint au cas opéré avec Michon les deux observations suivantes :

Obs. XIV. Femme de 26 ans. Tumeur dans la fosse iliaque
d'un « volume considérable ». Caractères ordinaires. Pédicule iliaque ; non opérée.

Obs. XV. Tumeur plus grosse qu'une tête de fœtus à
terme. Pédicule iliaque. Incision semblable à celle de la ligature de l'iliaque externe. Résection du pédicule au niveau
de la crête. Péritoine non ouvert. Guérison. Pas de récidive.

(1) Gazette des hôpitaux, 18 février 1862.

En 1864 le Dr Chairon (1) communique à la Société de chirurgie, un fait qui lui est propre.

Obs. XVI. Femme de 21 ans, 3 enfants. Tumeur qui s'est accrue assez rapidement depuis son dernier accouchement. Volume d'un œuf de poule. Quelques douleurs. Deux pédicules, l'un pubien, l'autre iliaque. Opération. Incision de 12 c.. suivant le grand axe de la tumeur, jusque sur la tumeur elle-même en traversant les aponévroses.

Un aide écartant les lèvres de la plaie, l'opérateur saisit la masse fibreuse avec une pince de Museux et la fait soulever par un autre aide. Incision du pédicule pubien. Dissection de dedans en dehors. Incision du pédicule iliaque. Réunion par première intention. La tumeur n'adhérait pas au péritoine, mais elle se confondait en partie avec les fibres musculaires des muscles abdominaux. Elle siégeait entre le péritoine et le fascia iliaca. Guérison rapide. Pas de récidive en 1872.

Cornil dans sa thèse inaugurale, soutenue à Kiel en 1865, a publié trois faits observés à la Clinique de Kiel. Je les emprunte à M. Nicaise (2) :

Obs. XVII. Femme de 25 ans. Tumeur fibreuse de la région ombilicale née de la ligne blanche ; ouverture du péritoine ; morte de péritonite.

Obs. XVIII. Femme de 34 ans. Fibrome intra-pariétal à droite de l'ombilic, adhérent au péritoine, qui fut blessé pendant l'opération ; on laisse alors une partie de la tumeur au fond de la plaie. Réunion de la plaie péritonéale avec du crin de cheval. Guérison. La malade meurt deux ans après l'opération de suites de couche.

(1) Société chirurgie, 1864.
(2) Nicaise. Revue de chirurgie, 1878, p. 759.

L'entourage de la malade a remarqué que pendant la grossesse la *tumeur avait augmenté.*

Obs. XIX. Femme de 29 ans. Tumeur fibro-plastique, située au-dessous de l'ombilic, surtout à droite, du volume d'une tête d'adulte. On enlève la tumeur en la morcellant; dans la crainte de blesser le péritoine, on en laisse une petite portion. Guérison. *La malade n'a pas été suivie.*

Tous ces faits sont connus. Quelques-uns de ceux qui suivent le sont peut-être moins. Nous continuons à les rappeler dans l'ordre chronologique.

Obs. XX. — Tumeur fibreuse intra-abdominale siégeant sur le muscle droit, enlevée avec succès par Baker-Brown. (Medical Times and Gazette, 8 janvier 1870) (1).

Femme de 36 ans. 3 enfants. Début il y a quatorze mois. Tentative d'enlèvement alors que la tumeur était grosse comme une noix, mais qui n'eut d'autre résultat que celui d'accélérer la marche. Grosse actuellement comme une tête de fœtus de 7 mois et siège entre l'ombilic et le pubis.

Mobile dans la cavité abdominale, mais solidement fixée à la paroi. L'extrémité inférieure de la tumeur est distante de la vessie d'environ 1 pouce. Sur le conseil du chirurgien, opération le 20 octobre 1869. Une dissection faite avec soin montre la tumeur adhérent si intimement au muscles droit qu'il est impossible de l'en détacher. A gauche le muscle droit est entamé. L'épiploon est adhérent dans une certaine étendue, à l'extrémité supérieure de la tumeur. Un morceau de la

(1) Je dois la traduction de cette observation, ainsi que celle des observations XXXVI, XXXVII et XXXIX, à l'obligeance de mon ami Coumailleau, externe des hôpitaux.

Guerrier.   2

tumeur est enlevé au cautère actuel. La plaie est suturée avec des fils d'argent.

Après quelques symptômes de péritonite qui disparaissent vite, la malade guérit sans encombre et quitte Londres le 10 décembre.

La tumeur pesait 20 onces et fut reconnue au microscope de nature fibreuse sans aucune autre particularité.

Obs. XXI. (1). — Fibromyôme volumineux développé aux dépens de la vessie dans le grand et le petit bassin ayant opposé à l'accouchement un obstacle très grand. Mort, par le professeur C. Faye de Christiana. (Nord. med. Ark. III, n° 10/1871 et Schm. Jahrd., 1872, Hft. I, p. 294.)

Autopsie. — Tumeur du volume de la tête d'un adulte, oblitérant en grande partie le détroit supérieur, plongeant par son tiers inférieur dans le petit bassin ; partie supérieure faisant un relief de 12 centimètres environ au-dessus du bassin ; tumeur développée *entre le fascia transversalis et le péritoine,* nettement limitée, légèrement tubulée et inégale à sa surface, de consistance solide, presque fibreuse, 18 à 19 centimètres de long sur 16 à 17 de large. En bas, prolongement de la grosseur d'un œuf le long de l'urèthre. La tumeur siégeait surtout à droite : organes du bassin déprimés vers la gauche ; vessie refoulée en arrière ; adhérence certaine avec la tumeur.

Fibromyôme sans connexion avec l'utérus et ses annexes ; développement très probable aux dépens de la vessie et peut-être aux dépens du tissu cellulaire sous-péritonéal.

En 1872 M. le professeur Richet opère avec succès une tumeur du volume du poing par la *ligature sous-cutanée lente et progressive* du pédicule inséré à la face interne de l'os iliaque.

(1) In thèse d'agrégation de M. Bouilly. Tumeurs de la cavité de Retzius. Paris 1880.

Obs. XXII (1). Le pédicule avait approximativement la grosseur du petit doigt.

Le quatrième jour le pédicule était coupé et l'anse de fil métallique sortit naturellement par la plaie qui lui avait donné passage. Jusque-là tout avait marché à souhait. Mais dès le soir du cinquième jour, un empâtement d'abord limité au pourtour de l'ouverture s'étendit à toute la fosse iliaque. Une réaction générale excessivement vive s'empara de la malade : fièvre, agitation, naussées, etc. Bref il se fit un *phlegmon iliaque.*

Débridements en haut et en bas. Un demi-verre de pus très fétide, de couleur brune, mélangé de caillots et de débris. Pendant plusieurs jours l'écoulement se fit avec une certaine abondance, mais l'inflammation resta toujours limitée aux parois de la fosse iliaque, sans jamais gagner le péritoine.

Pendant ce temps la tumeur qui avait semblé participer à l'inflammation suppurative diminuait notablement de grosseur. Des injections détersives étaient pratiquées régulièrement matin et soir avec de l'eau de noyer alcoolisée. La malade reprit bientôt de l'appétit. L'écoulement diminua de plus, en plus et le vingt-cinquième jour après l'opération, la plaie était complètement cicatrisée et la fosse iliaque débarrassée.

Il est assez curieux, à notre avis, que la tumeur ait disparu grâce à une inflammation que la ligature sous-cutanée avait justement pour but d'éviter. Ce résultat fut particulièrement heureux, car rien ne prouve qu'en pareil cas l'inflammation et la suppuration ne pourraient pas consécutivement s'étendre au péritoine. Qui peut assurer d'ailleurs que la ligature sous-cutanée du pédicule amènera certainement la résorption de la tumeur, puisque dans deux cas semblables, la section du pédi-

(1) In Thèse de Salesses, p. 27, Paris, 1876.

cule avec le bistouri, que, sans forcer l'analogie, l'on peut bien rapprocher de la ligature lente et progressive (vu le peu de vascularité dans la majorité des cas), n'a donné aucun résultat entre les mains de Huguier et de M. Gosselin? Et puis sera-t-on toujours sûr que le pédicule osseux est le seul, que la tumeur n'adhère pas aux aponévroses environnantes, comme cela est fréquent, ainsi que nous le verrons plus loin; et ce procédé sera-t-il applicable quand le pédicule sera aponévrotique et sessile? Nous ne le pensons pas. Un peu plus loin, il est vrai, M. le professeur Richet ajoute (1) que, dans un cas analogue, il donnerait la préférence à la ligature extemporanée.

Nous ne sommes pas convaincu malgré cela, nous l'avouons; aussi quand nous en serons au traitement, ne conseillerons-nous pas ce procédé et ne partageons-nous qu'à demi l'enthousiasme de Salesses, quand il s'écrie (2) que « cette conception philosophique (la ligature sous cutanée) est sans contredit une des conquêtes les plus rationnelles de la science. »

*
* *

Ici nous sommes obligé de confesser une lacune. Nous trouvons en effet dans l'historique que M. le professeur Guyon a fait de la question dans son étude sur les fibromes intrapariétaux, l'indication d'un cas de Halke (Lancet 1870) et d'un autre de Forster (Lancet 1873). Or, nous avons vainement recherché ces observations dans la collection 1869-1875. Il n'en est fait mention nulle part.

(1) Salesses. Loco citato, p. 74.
(2) Page 30.

En 1873 M. le professeur Panas opère avec succès une tumeur analogue à celles qui nous occupent.

Obs. XXIII (1). — Fibromyôme des parois abdominales. — Opération. — Guérison.

Jeune fille de 21 ans, à menstruation régulière *sans couche ni fausse couche antérieure*. Tumeur du volume d'un œuf de dinde à la partie latérale et inférieure de l'abdomen du côté droit. Caractères physiques ordinaires. Parait liée à la crête iliaque par un pédicule. Point d'adhérences avec l'utérus dont la situation est normale et la mobilité facile. L'opération démontre qu'elle est située dans l'épaisseur même des fibres musculaires de la paroi abdominale, en avant du transverse, entre les faisceaux du grand oblique qu'elle s'est accolés en avant et en arrière. La face profonde repose sur les fibres du transverse. Le pédicule qu'on sectionne avec des ciseaux est représenté par une adhérence très intime de la tumeur avec l'extrémité externe du ligament de Fallope. Cette adhérence constituée par du tissu fibreux se prolonge sur une étendue de 5 centim.

De cette largeur du pédicule M. le professeur Panas conclut qu'il est probable que le point de départ a été le ligament rond.

Quatre points de suture. Pansement à plat avec des lamelles d'amadou.

Dimension de la tumeur 9 cent. de long, 6 cent. de large. 5 cent. d'épaisseur. Grande circonférence 21 cent. petite circonférence 15.

A sa surface existent de nombreuses fibres du grand oblique très intimement unies à la tumeur, principalement en avant.

L'aspect de la coupe rappelle celui des corps fibreux utérins, des tumeurs désignées sous le nom de fibro-myômes.

(1) Gazette des hôpitaux, 1873, p. 977.

L'examen histologique confirme le diagnostic. Uniquement formée de trabécules de tissu conjonctif séparées par de nombreuses fibres musculaires lisses, et des vaisseaux en assez grand nombre.

Les suites de l'opération furent simples. Un mois après l'opération la guérison était complète.

Cette observation est intéressante au premier chef. D'abord il s'agit d'une *jeune fille*, cas unique qui, rapproché des observations I, II, XXV et XXVIII, doit mettre en garde contre l'influence exagérée de la grossesse. En second lieu, large insertion du pédicule sur le ligament de Fallope, qui permet d'induire que le point de départ est peut-être le ligament rond; fait à vérifier, car nous n'avons aucune autopsie à l'appui de cette hypothèse. En troisième lieu enfin, nombreuses fibres musculaires lisses, mêlées au tissu propre, particularité qui n'avait pas encore été signalée, et qui, par analogie de structure avec les corps fibreux utérins, conduit le chirurgien à donner à la tumeur le nom de fibro-myôme.

Billroth a opéré aussi deux malades avec succès (1).

Obs. XXIV et XXV. — L'une en 1873, mais nous n'en avons pas l'observation.

L'autre en 1874. Femme de 24 ans ; tumeur fibreuse énorme, à droite, près de l'épine iliaque antéro-supérieure, dont on ne pouvait l'éloigner. Elle adhérait au péritoine qui a été incisé.

Guérison après quelques accidents.

En 1875, M. Letailleur, d'Alençon, enlève avec succès un énorme fibrome de la ligne blanche.

(1) Nicaise. Revue de chirurgie, 1878, p. 759.

Obs. XXVI. — (1) Femme de vingt et quelques années
mère d'un enfant de 4 ans. Tumeur énorme à la partie
moyenne et médiane de la paroi abdominale au-dessous de
l'ombilic.

Tumeur arrondie, bosselée, certaine mobilité, etc. Deux ulcé-
rations de 10 à 12 cent. de diamètre chaque, résultant sans
doute de la destruction de la peau par la pression de la tumeur. Peau en partie adhérente.

La tumeur date de la couche, mais ce n'est que depuis
quelques mois qu'elle a très rapidement augmenté de volume.

L'opération démontre qu'elle est implantée sur les plans
fibreux de la ligne blanche par une base assez large. Dissection un peu longue et délicate. Le feuillet externe du péritoine fut mis à nu, mais celui-ci ne fut pas ouvert.

Quelques accidents graves, mais de courte durée. Guérison.
La tumeur pesait 6 livres et était purement fibreuse.

En 1875 également parut la thèse de M. Suadicani (2)
et j'emprunte à M. Nicaise le résumé de ses observations :

Obs. XXVII. — Femme de 29 ans. La tumeur, volumineuse, s'insérait sur le muscle oblique externe, dont une partie dut être enlevée. C'était un fibroïde présentant à la pé-
riphérie de nombreuses cellules et fibres à noyau. Guérison
(Langenbeck, 1850).

Obs. XXVIII. — Femme de 24 ans. Tumeur fibreuse sur le
côté droit, faisant saillie vers la cavité abdominale, adhérente au facia transversalis. Pendant l'opération, il se pro-

(1) Société de chirurgie, 1878, p. 623.
(2) Thèse de Kiel, 1875.

duisit une petite déchirure du péritoine, par où une anse
intestinale fit hernie; sutures.

La malade mourut de péritonite le quatrième jour (Langenbeck, 1850).

Obs. XXIX. — Femme de 26 ans; elle porte dans la
fosse iliaque gauche une tumeur du volume d'une tête d'enfant, profondément située. Elle adhérait à une lamelle
fibreuse doublant le péritoine; celui-ci ne fut pas ouvert.
Guérison. C'était une tumeur fibro-plastique, paraissant développée aux dépens d'éléments fibreux situés en dehors du
péritoine (Santesson, 1852).

Obs. XXX. — Femme de 34 ans; tumeur située dans
les parois abdominales, dans la partie supérieure et antérieure de l'hypochondre gauche et s'enfonçant dans le rebord
des côtes. Elle adhérait en ce point au fascia transversalis.
C'était une tumeur fibro-cellulaire. La guérison fut retardée
par un rhumatisme articulaire et un exsudat pleurétique à
gauche (Santesson).

Obs. XXXI. — Femme de 28 ans; tumeur fibro-cellulaire
en quelques points, fibro-myxomateuse en d'autres, située
dans la paroi droite de l'abdomen, commençant au rebord
des côtes et s'arrêtant à quatre centimètres de l'arcade
crurale. Elle adhérait au péritoine, qui a été enlevé avec la
tumeur. Pansement comme dans l'ovariotomie; méthode antiseptique; guérison (Esmarch, 1875).

En 1876, le Dr Salesses (1) rapporte dans sa thèse inau-
-gurable, l'observation d'un énorme fibrome qu'il observa
dans le service de Broca.

(1) Loco citato, p. 15.

Obs. XXXII. — Femme de 26 ans. 4 enfants, 3 fausses couches. Début il y a un an environ au niveau de l'épine iliaque antéro-supérieure droite ; a marché rapidement ; le volume actuel de la tumeur est celui d'une tête d'adulte. Engourdissement dans la cuisse droite. Quelques douleurs au niveau du pli de l'aine, qui est du reste parfaitement sain. Aucun autre trouble que celui résultant du volume. Cependant dans l'utérus(?) violentes douleurs la nuit. Le toucher constate l'indépendance absolue de l'utérus. Etat général très satisfaisant du reste. Les autres signes sont ceux des fibromes et le diagnostic est fixé sans difficulté. Cependant dans l'incertitude où l'on est des rapports avec le péritoine, Broca ne l'opère pas.

En 1877, M. Dard (1), de Lyon, observe aussi un fibrome aponévrotique intrapariétal de la paroi abdominale antérieure.

Obs. XXXIII, femme de 27 ans, un enfant, début il y a dix-huit mois. La tumeur est située sur la ligne médiane qu'elle déborde de 4 c. environ, s'enfonçant sous la symphyse et remontant à 3 c. au-dessus de l'ombilic. Elle n'adhère pas à la peau et paraît fixe.

On diagnostique un fibrome *situé dans la cavité de Retzius* entre les muscles grands droits et le péritoine. L'opération vérifie le diagnostic. La tumeur n'adhère qu'aux tendons d'insertion des grands droits, où elle paraît avoir pris naissance aussi bien que dans la ligne blanche, de sorte que sa partie inférieure, la tumeur présente une large base fixée au pubis. La base de la tumeur se prolonge à droite, et son dégagement nécessite la ligature de l'épigastrique près de la naissance. L'énucléation se termine facilement après la section du pecticule pubien. Le fond de la plaie est formé par

(1) Lyon médical, t. XXVI, 28 octobre 1877.

le fascia transversalis entamé sur quelques points. En bas, le
pubis est dénudé dans l'étendue de 3 centim. environ, quoique l'origine de la tumeur fût aponévrotique et non périostique. Drain. Sutures entortillées. Suites simples. Guérison.

En 1878, M. Nicaise publie l'observation (1) d'une
tumeur fibreuse intrapariétale de la paroi abdominale,
opérée et guérie par lui à l'hôpital Necker.

Obs. XXXIV. Tumeur développée à l'époque de la ménopause, chez une femme de 43 ans, ayant eu 6 enfants, le premier il y a 25 ans.

Début il y a 4 ans, vers la partie antérieure de la crête iliaque gauche. Grosse comme le poing l'année dernière. A aujourd'hui les dimensions d'une tête d'adulte et a augmenté
rapidement, surtout depuis quelques semaines.

Située dans le flanc gauche, elle recouvre la crête iliaque
et est distante de 13 centim. de l'ombilic. Son pourtour
mesure 39 centim. dans le sens transversal, 41 cent. dans le
sens vertical. Peau sans adhérence, ni œdème. Veines sous-cu-
tanées très volumineuses. Tumeur plus chaude au toucher
que les parties voisines.

Elle fait saillie vers la cavité abdominale, mais la fosse
iliaque interne est libre.

Consistance dure, sorte de fluctuation en bas et dans sa
partie la plus saillante.

Immobile dans le sens vertical, assez mobile dans le sens
transversal. En faisant contracter les muscles de la paroi abdominale, la tumeur est immobilisée et de plus elle se con-
gestionne.

Indépendance de l'utérus et des annexes.

Le diagnostic fut : tumeur fibreuse des parois abdominales,

(1) Société de chirurgie, 25 sept. 1878, p. 618.

adhérente aux aponévroses et probablement à la crète iliaque.

Dans l'impossibilité où était le chirurgien de savoir si la tumeur adhérait ou non au péritoine, on prit toutes les mesures en prévision de ces adhérences.

L'opération fit voir que la face antérieure était recouverte par le bord postérieur du grand oblique, la face postérieure intimement unie aux aponévroses du petit oblique et du transverse par une épaisse bandelette de tissu fibreux qui allait s'insérer sur la crète iliaque. Grande quantité de petits vaisseaux, mais pas d'artère volumineuse.

Le péritoine ne fut pas ouvert. Guérison rapide.

La tumeur pesait 2,400 gram. Elle présentait en certains points la structure du fibrome, en d'autres celle du sarcome fasciculé.

Il y a lieu de remarquer, ajoute M. Nicaise, que la tumeur avait débuté près de la crète iliaque et que ce n'est que plus tard qu'elle est montée dans le flanc ; on est donc en droit de supposer qu'elle avait pris naissance sur le périoste de la crète, au niveau des insertions aponévrotiques des musles de l'abdomen, et qu'ensuite elle avait continué à se développer en suivant ces aponévroses.

En 1878 également, M. Havage, interne des hôpitaux, publie une observation de fibrome prévésical que nous empruntons à la thèse d'agrégation de M. Bouilly (1).

Obs. XXXV. — Femme de 45 ans, entre le 23 juillet 1878 à l'hôpital Temporaire, service de M. Legroux. Excellente santé, *ni enfants ni fausses couches*. Règles régulières abondantes et quelque peu douloureuses.

Il y a un mois, à la suite d'une imprudence, suppression

(1) Bouilly. Tumeurs aiguës et chroniques de la cavité de Retzius. Paris, 1880.

brusque des règles, douleurs de ventre, vomissements presque immédiats qui la forcent à garder le lit pendant trois semaines, quelques jours après réapparition des règles qui n'ont pas cessé depuis. Entré pour cette métrorrhagie à l'hôpital. En procédant à l'examen du ventre, on constate la présence d'une tumeur dont la malade ignorait absolument l'existence. C'est tout au plus si elle s'était aperçue que le ventre avait un peu augmenté de volume depuis quelques mois; en tous cas, elle affirme positivement que cette tuméfaction est de date plus ancienne que la récente suppression des règles.

La tumeur est située au-dessus du pubis, sur la ligne médiane. Volume d'une tête de fœtus. Consistance dure et peu résistante. Ni bosselures, ni irrégularités à sa surface, non douloureuse. On la limite très aisément en déprimant autour d'elle la paroi abdominale et on peut même la poursuivre avec l'extrémité des doigts jusque derrière la symphyse du pubis.

De plus, on lui imprime facilement des mouvements de latéralité, peu étendus, c'est vrai, mais cependant très nets, en la déplaçant en masse.

On croyait déjà avoir affaire à une tumeur fibreuse de l'utérus, quand on pratique le toucher vaginal. Le col est porté très en arrière, mou et presque effacé. En avant de lui se trouve la tumeur dont les mouvements imprimés par le doigt se transmettent facilement à la main appuyée sur l'abdomen. Quant à l'utérus, il conserve un certain degré de mobilité, et ses mouvements sont indépendants de ceux de la tumeur. De plus, pendant cet examen on est frappé par une sensation particulière qu'éprouve le doigt : il semble qu'entre lui et la tumeur, il y ait une sorte de place mollasse, dépressible. demi-fluctuante. On pratique alors le cathétérisme. On remarque que la sonde se dirige presque verticalement et qu'elle doit contourner la tumeur qui fait saillie dans le vagin. En effet, introduisant de nouveau le doigt dans cette cavité on sent la sonde dans toute son étendue. La tumeur, à n'en pas douter, est donc indépendante de l'utérus, et siège en avant de la vessie, *probablement dans la cavité de Retzius.*

L'urine, retirée par la sonde, est un peu fétide, ammoniacale, comme si elle avait séjourné dans la vessie. Toutefois la malade n'a jamais eu de troubles de la miction.

On prescrit des injections hypodermiques d'ergotine Yvon, qu'on renouvelle tous les jours, et quelquefois plusieurs fois par jour, jusqu'au 11 août, époque à laquelle la perte a définitivement cédé.

Soit sous l'influence seule du repos, soit sous l'influence de l'ergotine, la tumeur a notablement diminué; au moment où la malade quitte l'hôpital, le 20 août, la tumeur n'a plus à peine que le volume du poing. Elle a, d'ailleurs conservé tous ses caractères extérieurs de forme et de consistance.

En 1879, le Dr Thomas, de New-York, publie l'observation suivante, in *American Journal of obstetrics.* T. XII, page 598. 24 janvier.

Obs. XXXVI. Fibrome de la gaine des muscles abdominaux chez une femme enceinte de deux mois. Siège à l'épigastre.

Début il y a 4 mois. Grosse comme un œuf de canne.

Elle adhérait mais faiblement au péritoine qui fut facilement décollé et non ouvert. Sutures profondes. Pansement de Lister. Guérison.

Le Dr Thomas fait remarquer que s'il avait trouvé la tumeur adhérente à l'estomac ou au diaphragme, il n'en aurait enlevé qu'une partie, espérant que le reste se serait atrophié et, s'il avait trouvé des adhérences avec le péritoine, il se serait comporté comme avec le pédicule d'une tumeur ovarienne.

Au mois d'octobre de la même année le Dr Hanks, de New-York, publie une observation analogue dans le même journal. T. XIII, page 126. 21 octobre 1879.

Obs. XXXVII. Femme de 24 ans, deux fois mère.

Porte, à la partie inférieure de l'abdomen à droite, une tumeur qui n'a grossi que depuis peu de temps.

Quelques douleurs. Quand le chirurgien l'examine, la tumeur à 4 pouces 1/2 sur 6 et est située entre le ligament de Poupart et la ligne médiane, adhérant solidement aux muscles abdominaux.

Aucun rapport avec le ligament rond droit.

L'utérus est cependant un peu refoulé à gauche.

L'opération est facile. La tumeur est située entre le transverse et l'oblique interne. Attaches solides aux fibres musculaires près du ligament de Poupart.

Pansement antiseptique. Guérison.

L'examen démontra la nature fibreuse de la tumeur sans aucun caractère malin.

Dans une clinique du professeur Verneuil datée du 16 mai de la même année (1879) et recueillie par M. Colin, externe du service, nous trouvons l'observation suivante que nous empruntons encore à M. Bouilly (1) :

Obs. XXXVIII. — Homme de 55 ans, vigoureux, d'une excellente santé habituelle s'aperçut, il y a quinze mois, de la présence, un peu à droite et au-dessus de l'ombilic, d'une tumeur du volume d'une grosse noix environ, survenue sans cause et sans que le moindre traumatisme ait pris part à sa naissance. Peu à peu, sans grande douleur et sans que l'état général en souffrît beaucoup, elle prit un accroissement con-

(1) Bouilly, loc. cit., page 170.

sidérable, au point qu'aujourd'hui elle occupe les trois quarts de l'abdomen. Un simple coup d'œil permet de voir que la paroi abdominale est soulevée par une tumeur volumineuse étendue depuis le pubis derrière lequel elle descend jusqu'à deux travers de doigt au-dessus de l'ombilic ; à droite et à gauche elle se prolonge vers les flancs, mais surtout à droite. A la palpation, cette tumeur paraît superficielle mamelonnée, par grosses masses, dure, de consistance fibreuse, sans la moindre fluctuation ou rénitence en aucun point. Les limites supérieures sont nettement perceptibles ; on sent un bourrelet arrondi, grossièrement mamelonné ; latéralement ses limites sont diffuses ; en bas, la tumeur pénètre dans l'excavation pelvienne. On ne perçoit aucun battement ; sa masse n'est point complètement immobile et on peut lui imprimer quelques légers mouvements de latéralité, mais fort limités, peut-être par l'existence de brides fibreuses.

Deux points restent à noter dans cet examen local ; dans le scrotum il n'y a qu'un seul testicule ; au niveau de l'ombilic, la cicatrice est large et a dû, à un moment donné, laisser passer quelque pointe de hernie. Ces anomalies font passer dans l'esprit deux hypothèses. On pourrait évidemment songer à une tumeur testiculaire en ectopie, comme j'ai eu, il y a trois ans, l'occasion d'en observer un fait ; ce n'est certainement pas le cas ici. D'autre part, au voisinage des hernies ombilicales on voit quelquefois se former une tumeur péri-ombilicale, par suite d'adhérences multiples entre les circonvolutions intestinales de l'épiploon ; ici la tumeur est trop dure, trop volumineuse et les antécédents s'opposent du reste à cette hypothèse.

Quelle est la nature de cette tumeur? Telle est la première question à résoudre. En raison de sa forme et de sa consistance, il n'y a guère que deux hypothèses en présence : le cancer et le fibrome. Le cancer doit, je le crois, être éliminé de suite ; l'état général, la marche, etc., me font rejeter ce diagnostic. Reste donc la tumeur fibreuse qui me paraît le mieux être en rapport avec les signes locaux ou généraux. Mais s'il s'agit d'une tumeur fibreuse, quel en est le siège, quels en sont les rapports ? La tumeur est-elle intra-abdominale, ou plutôt intra-péritonéale ? Je ne le crois pas ; chez l'homme, les tumeurs fibreuses intra-abdominales doivent être, si elles existent, fort rares. Je vous ai dit que je repoussais l'idée d'un cancer ; si la tumeur était intra-abdominale, il faudrait admettre un cancer du grand épiploon ; mais au-dessus d'elle, la cavité abdominale est libre, sonore, il n'y a point d'ascite ; aussi suis-je conduit à placer le siège de la tumeur dans l'épaisseur des parois abdominales elles-mêmes. Vous savez qu'on a noté plus d'une fois l'existence de fibromes de la paroi abdominale. J'en ai moi-même observé un cas dans lequel, il est vrai, la tumeur adhérait au bord supérieur du pubis. Ordinairement leur développement est unilatéral, et se fait tantôt à droite tantôt à gauche. Je repousse donc par ce seul fait l'existence d'un fibrome né du périoste des os du bassin. Sagit-t-il d'une tumeur fibreuse née dans la gaine aponévrotique, dans les muscles droits ? Je ne le crois pas non plus, car ici encore la tumeur serait unilatérale, refoulerait plus ou moins la ligne blanche qui ne céderait que difficilement. Toutes ces considérations me conduisent à placer cette tumeur dans une cavité, virtuelle il est vrai, située dans la couche la plus profonde de la paroi abdominale, je veux parler de la cavité de Retzius. En un mot je crois qu'il s'agit là d'une tumeur fibreuse qui remplit et distend la cavité de Retzius.

Au mois de janvier 1880, Cornélius Williams rapporte aussi un cas de tumeur fibreuse de la paroi abdominale, in *New-York medical Journal*, janvier 1880.

Obs. XXXIX. Tumeur de la région inguinale droite du volume d'une grosse orange, ayant des attaches fibreuses à son extrémité inférieure avec l'épine iliaque antéro-supérieure.

Elle était située.il y a trois ans, juste sans le rebord des fausses côtes' dans l'hypochondre droit ; après un .accouchement elle est descendue graduellement jusqu'à la place qu'elle occupe maintenant.

L'opération la montre suspendue par deux bandes fibreuses, l'une à l'épine iliaque antéro-supérieure, l'autre qui se perd en dedans dans les tissus.

Section de ces deux pédicules. Le péritoine ne fut pas attaqué. Sutures profondes et superficielles. Drain.

Dans les jours qui suivirent, quelques accidents dus sans doute à l'adhérence du péritoine au niveau de l'opération, comme le prouvait la sensation d'arrachement éprouvée par la malade et l'odeur fétide qui s'exhala de la plaie. Tympanisme considérable pendant quelques jours. Néanmoins guérison parfaite.

L'examen microscopique de la tumeur confirma le dia-gnostic.

Dans le récent ouvrage de M. Péan (1), nous trouvons, au chapitre des fibromes de la paroi, page 167, le cas suivant qui est assurément fort remarquable :

Obs. XL. Vaste tumeur implantée à la face externe du péritoine au-dessus de l'arcade crurale chez une femme enceinte de sept mois. Ablation. Guérison. Accouchement à terme.

La tumeur avait 18 c. sur 7 c. Elle adhérait au péritoine par un pédicule large que le chirurgien disséqua sans entamer le péritoine. La guérison fut prompte et il n'y a pas eu de récidive depuis 5 ans.

Obs. XLI. Rokitansky (2) (*Wien. med. Presse*, n° 4.

(1) Diagnostic et traitement des tumeurs de l'abdomen et du bassin. Paris, 1880.
(2) Revue des sciences médicales, t. XVII, p. 257.

Guerrier.

1880) a extirpé chez une femme de 52 ans un fibrome de la paroi abdominale antérieure datant de 6 ans. La tumeur formait une sorte de sac descendant jusqu'aux genoux et rendait la station debout très difficile; elle présentait deux bosses surajoutées, était mate à la pression, dure et dépourvue de fluctuation. Elle avait été considérée comme un kyste de l'ovaire. Après l'incision l'auteur s'aperçut de l'erreur de diagnostic ; il ne put enlever la tumeur sans léser en plusieurs points le péritoine de la paroi abdominale antérieure et sans provoquer d'abondantes hémorrhagies par les vaisseaux qui nourrissaient le néoplasme. L'opérée mourut le lendemain.

Obs. XLII. Au mois de septembre de la même année, Ludwig Ebner (Berliner Klin Wochens) (1) opère un fibrome de la paroi abdominale dont nous n'avons malheureusement pas l'observation, ouvre le péritoine et guérit la malade.

En 1881, M. le professeur Verneuil (2) publie l'observation suivante dont nous empruntons le résumé à la thèse de M. Gauchas. Paris, 1882.

Obs. XLIII. — Tumeur fibreuse de la paroi abdominale. Extirpation. Péritonite septique. Mort. Infiltration graisseuse du foie.

Femme de 28 ans, première grossesse il y a trois ans ; un an après elle s'est aperçue de la présence d'une petite tumeur dure qui occupait la paroi abdominale antérieure entre lombilic et le pubis, deuxième grossesse en 1880, accouchement

(1) Revue de Hayem, t. XIX.
(2) Bulletin de la Société anatomique, nov. 1881.

en juin 1881. Pendant la grossesse, la tumeur subit un accroissement considérable et ne diminua pas après les couches. Actuellement la tumeur a presque le volume des deux poings, elle est très dure ; bien que mobile on sent qu'elle adhère aux plans sous-jacents par sa face profonde.

L'état général est excellent, M. Verneuil qui, au mois de juillet, avait ajourné l'opération, pratiqua le 14 novembre l'ablation de la tumeur. La face profonde adhérait à la ligne blanche qu'il fallut réséquer dans l'étendue de trois centimètres carrés ; le tissu cellulaire sous-péritonéal fut ainsi mis à nu.

Les bords de la plaie faite aux parties fibreuses furent rapprochés autant que possible à l'aide de fils de catgut. Suture superficielle de la peau ; drain, pansement de Lister.

La tumeur présentait bien tous les caractères d'un fibrome ainsi qu'on l'avait diagnostiqué.

Dans la nuit qui suivit l'opération, la malade vomit ses boissons. A la visite du matin, le ventre est un peu ballonné et sensible, les traits légèrement altérés, le pouls fréquent. Un épanchement de sang assez abondant s'est formé au niveau de la plaie. M. Verneuil enlève deux points de suture. De plus, du sang s'est écoulé par les drains et a imbibé les pièces du pansement. T. 38.

Le 16, le ventre est plus tendu, pas de selles : la veille, vomissements muqueux ; l'écoulement sanguin a continué, il n'y a pas de trace de suppuration.

Le 17, le ventre est moins douloureux, mais le météorisme a beaucoup augmenté. On n'a pas remarqué de frissons. Les traits sont grippés, la malade a beaucoup maigri. Le pouls est à 120, la T. à 38,7 ; légère dyspnée. Dans la journée, vomissements incessants, faciès très altéré, abaissement de la température. (37,2.)

Le 18, mort à 6 heures du matin.

Les urines, examinées à plusieurs reprises, n'ont rien présenté d'anormal.

Autopsie. — Au niveau de la paroi abdominale antérieure le tissu cellulaire sous-péritonéal, très surchargé de graisse, est dans une large étendue fortement infiltré de sang.

Dans la cavité abdominale on ne trouve au niveau du cul-de-sac recto-utérin qu'une petite quantité de sérosité louche, sanguinolente.

Le péritoine pariétal qui tapisse la paroi antérieure de l'abdomen est fortement injecté et d'une coloration violacée à sa surface ; il n'y a pas trace d'exsudation.

Le péritoine viscéral offre au niveau des anses de l'intestin grêle de minces fausses membranes en forme de trainées blanchâtres. Il n'y a nulle part d'adhérences ; pas de pus.

Utérus un peu volumineux.

Partout les tissus sont infiltrés de graisse, l'épiploon, le mésentère en contiennent une quantité énorme.

Le cœur en est également chargé. Cet organe ne présente pas d'autre lésion. Le poumon, les plèvres sont sains, les reins et la rate aussi.

Nous supprimons le reste de l'autopsie qui n'a trait qu'à l'examen histologique du foie, lequel portait des altérations d'infiltration graisseuse consécutive à la péritonite, mais étrangère au sujet qui nous occupe.

Voici enfin l'observation qu'il nous a été donné de recueillir dans le service de M. le professeur Trélat, au commencement de cette année :

Obs. XLIV. — Femme de 32 ans, un peu adipeuse, mais de bonne santé antérieure. Réglée à 16 ans, et depuis règles abondantes et régulières. Antécédents nuls.

Apparition de la tumeur il y a 4 ou 5 mois ; mais la malade convient qu'elle devait exister antérieurement, car lorsqu'elle s'est aperçue de son existence, la tumeur avait déjà un petit volume.

Cette tumeur siège à droite, en dehors de la ligne blanche dans la paroi abdominale. Ovoïde, allongée verticalement du volume d'un gros œuf. Son extrémité supérieure atteint l'ombilic. Tumeur dure, mobile, non fluctuante, peu douloureuse à la pression. En avant de la tumeur, épaisse couche adipeuse qui gêne l'exploration et qui glisse facilement. Si l'on fait contracter les muscles de l'abdomen, la tumeur devient fixe et son immobilité est absolue.

Le toucher permet de constater sa complète indépendance à l'égard de l'utérus et des ovaires.

Le foie en est également indépendant.

A la partie supérieure de la tumeur, on remarque comme un léger degré d'adhésion avec la face profonde des muscles, il existe en effet en ce point comme un élargissement diffus qni empêche de saisir nettement la tumeur. Pas la moindre réductibilité d'ailleurs.

État général excellent. La santé de la malade n'a souffert aucune atteinte.

Diagnostic : fibro-sarcome de la paroi abdominale.

Opération le 16 janvier 1883. Une incision verticale et sur le sommet de la tumeur permet d'arriver facilement jusqu'à elle. Par son extrémité supérieure, elle adhère assez solidement à la gaine du grand droit.

Après l'incision on la décortique et on l'arrache avec les doigts. On peut alors apercevoir le péritoine qui ne présente aucune adhérence avec elle et qui vient faire saillie par l'ouverture de la paroi. Aucune lésion de cet organe par le bistouri.

On place deux points de suture après avoir lavé la plaie avec de la solution phéniquée à 5 0/0. Dix points de suture superficielle sont ensuite placés. Pansement de Lister.

Dans la journée, pas de douleurs. Le soir la malade est sondée et urine abondamment. T. 37,8. Pouls 92.

Le 17, la langue est saburrale et la soif assez vive.

La malade a peu dormi. Pas de douleurs de ventre, pas de coliques. La plaie superficielle est un peu douloureuse. T. 38 le matin, 37,8 le soir. Pouls 92.

Le 18, les phénomènes du côté du tube digestif sont les mêmes, la nuit a été agitée. Cependant pas de douleurs abdominales, pas de météorisme.

Pas de garde-robe.

La plaie est normale, sans rougeur, ni gonflement, ni suppuration. T. 38,2 le matin, 38 le soir. Le pouls est monté à 120. Deux lavements sans succès.

Le 19, la malade est anxieuse. La nuit a été mauvaise : insomnie continuelle.

La langue est peut-être moins saburrale, mais en revanche elle est plus rouge, allongée et légèrement sèche. La voix est un peu cassée, les yeux paraissent plus caves. Sueurs abondantes, ventre légèrement ballonné et douloureux à la pression. En un mot, les signes de péritonite vont s'accentuant. 2 verres eau de sedlitz, 4 garde-robes abondantes. T. 39,4 matin, 39 le soir. Pouls 140.

Le 20, les phénomènes observés la veille sont encore plus marqués. Pendant la nuit, des vomissements incessants. Anxiété très marquée. Sueurs abondantes. T. 38,8 le matin, 38 le soir. Pouls 140.

La malade meurt dans la nuit du 20 au 21.

L'autopsie n'a pu être faite.

La tumeur pesait 135 grammes.

Analyse histologique faite par M. Latteux. — La tumeur présente à la coupe deux tissus d'aspect dissemblable :

Le premier plus compact, blanchâtre, est formé d'un tissu conjonctif assez dense, à fibres flexueuses au milieu desquelles on rencontre un assez grand nombre de petits noyaux. Il existe également quelques vaisseaux à parois très minces.

La deuxième plus lâche, offre comme structure un stroma

d'éléments embryonnaires, fusiformes, parsemé d'abondants orifices vasculaires, contenant encore du sang.

Entre ces deux types, on rencontre tous les degrés d'évolution de la cellule embryonnaire, jusqu'à la fibre conjonctive parfaite.

Il est donc probable que le tissu possédait une tendance à s'organiser, ce qui serait de nature à *éloigner la question de malignité.*

*
* *

Tels sont à peu près tous les faits qui nous soient parvenus.

Est-il besoin d'ajouter qu'il en existe d'autres, ne serait-ce que ceux que nous n'avons pas retrouvés ? Et nous oublions encore et ceux qu'on n'a pas pris le temps de publier, et ceux qu'on a peut-être laissés volontiers dans l'ombre.

Quoi qu'il en soit de ces résultats un peu incomplets, mais qu'il ne sera jamais facile de donner rigoureusement exacts, et comme pour conclure, il est impossible de faire entrer en ligne de compte des données hypothétiques, nous nous bornerons à raisonner sur les seuls cas que nous avons consignés ici. Il en ressort du reste plus d'une particularité intéressante, ainsi qu'on le verra dans le chapitre suivant.

CHAPITRE II.

APERÇU SUR L'HISTOIRE GÉNÉRALE DES FIBROMES.
RÉFLEXIONS SUR QUELQUES POINTS NOUVEAUX.

L'*étiologie* de ces tumeurs est presque inconnue, et si l'on ne veut pas mettre en avant plus qu'il ne convient les causes un peu banales de règles et de grossesse, on est réduit, pour expliquer leur plus grande fréquence chez la femme adulte, à invoquer la prédisposition du sexe féminin « pour les tumeurs de tissu conjonctif et surtout les fibroïdes ». C'est, il faut l'avouer, peu de chose.

Leur *histoire clinique* en revanche ne laisse rien à désirer ; elle est même si connue que nous n'en parlerons pas, trouvant inutile de transcrire ici tout ce que les auteurs ont écrit depuis trente ans les uns après les autres, et nous renvoyons pour cela à l'excellent résumé du professeur Guyon (1). Nous en exceptons cependant les fibromes de la cavité de Retzius dont les 4 observations que nous avons sont insuffisantes pour en établir l'histoire.

On ne peut en dire autant de *l'origine* de ces tumeurs, car c'est une des questions qui ont le plus intéressé les observateurs. Ce fut en effet le point d'où partirent les chirurgiens pour fixer leur nomenclature, et nous les voyons, suivant qu'ils assignent telle ou telle

(1) Guyon. Loco citato.

origine aux fibromes qui nous occupent, leur donner des noms de tumeurs fibreuses extra-pelviennes, tumeurs fibreuses de la crète iliaque (Nélaton, Huguier), fibromes des parois abdominales, fibromes aponévrotiques intrapariétaux (Guyon), etc., etc., car nous exceptons comme nous l'avons dit plus haut, les tumeurs pelviennes proprement dites et celles de la région cervico-dorsale de M. le professeur Guyon. La dénomination de tumeurs fibreuses extra-pelviennes n'engage à rien il est vrai, et ne fait rien préjuger de l'origine précise, on pourrait la conserver au besoin ; il n'en est pas de même de celle de tumeur de la crète iliaque créée par Nélaton, adoptée par beaucoup de chirurgiens, et qui outre qu'elle restreint beaucoup trop le sujet, n'a plus aujourd'hui sa raison d'être. Si en effet nous analysons celles des observations précédentes qui soient utilisables pour le point spécial qui nous occupe en ce moment, car nous ne pouvons à moins de torturer les chiffres faire servir celles dont les détails manquent, ni celles dans lesquelles le point de départ de la tumeur n'a pu être fixé, voici ce que nous trouvons :

Dans onze cas seulement (obs. III, IV, V, VI, XI, XIV, XV, XVI, XXII, XXV, XXXIX), il y a un pédicule iliaque et encore y a-t-il plusieurs fois en même temps une attache à la dernière fausse côte, au pubis, aux aponévroses, sans qu'on puisse dire lequel de ces organes a la priorité sur l'autre, tandis que nous voyons au contraire 20 fois les adhérences siéger seulement sur les aponévroses abdominales (obs. I, II, XVII, XVIII, XIX, XX, XXVI, XXVII, XXVIII, XXIX, XXX, XXXIII, XXXIV, XXXV, XXXVI, XXXVII, XL, XLI, XLIII, XLIV).

On est donc en droit de conclure que l'implantation

aponévrotique seule est jusqu'à nouvel ordre plus fréquente que les autres, que l'appellation de tumeurs de
la crête iliaque ne saurait convenir en général et qu'on
fera bien d'ajouter suivants le cas le qualificatif aponévrotique ou périostique quand on aura en vue les fibromes du tronc.

Pour ce qui est de la *marche*, les observateurs sont
presque unanimes. Elle est très lente dans l'immense
majorité des cas et pendant un temps qui varie il est
vrai. Puis, une cause inconnue donne un coup de fouet
à la production morbide qui peut alors rapidement
acquérir des dimensions énormes. Nous disons cause
inconnue, car la menstruation, la grossesse et la ménopause ne nous paraissent avoir qu'une médiocre influence. Les deux cas du professeur Sappey et de Limange font foi que, bien que ce fussent des hommes
mûrs, les tumeurs prirent un jour une marche accélé-
rative après être restées longtemps stationnaires absolument comme chez les femmes ; et d'un autre côté les
observations de MM. Nicaise et Rokitansky n'accordent
point à la ménopause la marche régressive que quelques
auteurs s'étaient complus à attendre d'elle.

Quant au *diagnostic* qui troubla d'abord quelques
chirurgiens, il est devenu de moins en moins épineux à
mesure que se sont multipliés les travaux, et on peut
même dire qu'aujourd'hui, il est généralement facile,
toutes réserves faites pour les fibromes de Retzius (Voir
obs. 38). Nous nous empressons d'ajouter, qu'il convient
d'en excepter aussi le point particulier des adhérences
avec le péritoine, le plus souvent impossible à reconnaître
(Broca, Nicaise, Tillaux, Trélat, Verneuil, etc., etc.).
Quelquefois peut-être la difficulté ne sera pas insurmon-

table; quand par exemple la tumeur sera sous-cutanée, il sera plus facile de la saisir à pleine main, de l'énucléer pour ainsi dire sur le vif et de spécifier ses rapports. Ces cas sont malheureusement rares, nous n'en avons qu'un à citer (Obs. V). Le plus souvent ces fibromes siègent profondément et sont ainsi immobilisés par les muscles ou aponévroses. Aussi le siège très exact du point d'implantation de ces tumeurs est-il très difficile à préciser avant l'opération, et la division en fibromes sous cutanés, intra-musculaires, sous-musculaires, ne peut-elle se faire que le bistouri à la main. Du reste la mobilité n'est pas un signe d'indépendance puisque nous voyons que la malade de Michon (obs. XI), pour n'en citer qu'une, présentait cette mobilité dans tous les sens, ce qui n'empêcha pas Nélaton de trouver le péritoine adhérent, et de l'ouvrir même. De même l'enclavement profond de ces tumeurs ne peut nous faire davantage augurer des rapports avec la séreuse, l'immense majorité des observations le prouve surabondamment. Il y a donc là une lacune regrettable et rien malheureusement ne paraît devoir mettre sur la voie pour la combler, puisque les plus éminents chirurgiens avouent leur impuissance.

Nous ne nous y arrêterons pas plus longtemps et passerons de suite à l'étude du traitement.

CHAPITRE III.

TRAITEMENT.

Est-il utile d'énumérer les divers moyens médicaux qui n'ont rien produit et qui ne doivent désormais être utilisés que pour distraire, si besoin, les malades ?...

Nous préférons aborder de suite le traitement chirurgical, le seul fécond en résultats, le seul applicable sauf réserves, comme nous le dirons tout à l'heure. Mais une question se pose d'abord et qui n'est pas la moins importante à notre avis, celle de l'opportunité de l'intervention.

Nous le déclarons nettement, malgré quelques autorités, l'indication chirurgicale est souvent moins pressante qu'on ne veut bien le dire. Loin de nous la pensée de vouloir nous confiner dans l'expectation pure et simple, souvent désastreuse du reste, et de vouer au marasme les malades qui n'en peuvent mais. Nous voulons seulement, s'il nous l'est permis, réduire le rôle de l'opérateur que certains au contraire tendraient à élargir encore. Certes il y a des cas où l'intervention chirurgicale est urgente. La malade de Huguier en est un exemple. Il est vrai qu'en 1861, l'ovariotomie n'avait pas donné les succès qu'elle compte aujourd'hui. Nous en disons autant de la malade de Broca, bien que l'illustre anthropologiste ne « fût pas un hystérotome. » (1) Mais toutes ces femmes qui portent de pe-

(1) Salesses. Loco citato, p. 20.

tites tumeurs dont l'indolence est l'un des bons signes, puisqu'elles passent le plus souvent inaperçues au début et qu'elles ne se révèlent qu'accidentellement ; mais toutes ces tumeurs dont la marche quasi stationnaire les amène jusqu'à la grosseur du poing et même davantage sans qu'elles retentissent en rien sur l'état général : tumeurs qui sont donc avant tout indolentes, (j'insiste sur ce dernier signe qu'on n'a pas assez mis en relief, sur cette gêne qui n'est pas le plus souvent douleur et ne devient insupportable que dans des cas exceptionnels qu'on se plaît justement toujours à citer, comme si l'exception ne confirmait pas la règle) ; dans tous ces cas, nous le répétons, croit-on qu'il y ait urgence à faire courir au patient les risques d'une opération toujours grave ? Nélaton lui-même n'a-t-il pas écrit (1) que bien que ce fût une opération belle et tentante, il fallait savoir résister à la séduction. Il est vrai qu'il raconte un peu plus loin l'ouverture qu'il fit un jour du péritoine, mais là au moins l'opération était-elle commandée par le volume et les douleurs violentes. Ce seraient en effet à notre avis les deux seules raisons (volume et douleurs) qui dussent plaider en faveur de l'opération. Celle-ci serait alors incontestablement plus sérieuse, mais on l'entreprendrait à bon escient, faisant la part des succès et des désastres et l'on n'aurait plus alors de surprises fâcheuses, comme dans les cas de MM. Verneuil et Trélat par exemple. On peut objecter à cela qu'il vaudrait mieux opérer dès le début alors que la tumeur est insignifiante. Malheureusement la tumeur passe inaperçue à l'origine, les malades ne viennent pas consulter, et nous ne parlons pas encore des difficultés du diagnostic

(1) Gazette des hôpitaux, 18 février 1862, p. 77

qui doivent pourtant être réelles à cette première période.
Et qui nous assurerait encore des rapports avec le péritoine ? Qu'on veuille bien en effet remarquer ceci : c'est
que de deux choses l'une, ou le péritoine adhère, ou il
n'adhère pas, Souvent il n'adhère pas, l'opération le
prouve, mais enfin s'il adhère comment le saurez-vous
a priori, puisque les plus illustres chirurgiens aban-
donnent ce point de diagnostic. Et alors ne serait-il pas
un peu téméraire d'opérer dans cette incertitude, tant
que les symptômes ne sont pas menaçants, surtout sans
prendre les précautions usitées en vue des blessures du
péritoine. C'est pourtant ce qu'on a fait le plus souvent ;
on a guéri soit, mais à notre avis on a été simplement
favorisé, rien de plus. Voyez les malades de MM. Verneuil et Trélat, n'ont elles pas été opérées avec des ga-
ranties excellentes et par des mains dont je n'ai pas à
dire ici l'habileté. Bien plus, le péritoine n'a pas été
ouvert ; elles sont néanmoins toutes deux mortes de péritonite le quatrième jour. N'est-il pas permis de se deman-
der dans ces cas s'il n'eût pas mieux valu laisser ces
deux malades vivre en paix avec leurs petits fibromes.
Etaient-ils donc si gênants, si douloureux, qu'il y eût
péril en la demeure ? Poser la question, c'est évidemment
la résoudre.

Nous pourrions peut-être en dire autant sinon de
la malade de Rokitansky qui est si exceptionnelle qu'elle
est unique, mais de celles de Suadicani (obs. XXVIII) et
de Cornil (obs. XVII). Mais n'anticipons pas.

Malheureusement rien n'est brutal comme un fait, et
nous devons avouer que sur 38 opérés nous n'avons que
5 morts. C'est un argument qui n'est pas sans valeur
contre l'idée que nous soutenons, et quel est le chirurgien qui par devers une telle statistique puisse répondre

qu'il n'opérera pas les petits fibromes? Et nous passons
encore sous silence les cas où on aura la main forcée
pour une raison ou une autre.

Admettons donc que l'opération soit résolue et voyons
alors quelle méthode on devra suivre et quelles précautions prendre. Pour nous, la réponse est facile, à la première partie de la question du moins, et des trois procédés
mis en avant, *séton, section du pédicule, extirpation*,
nous donnons sans hésiter la préférence à l'extirpation ;
car il suffit de faire remarquer que le séton regardé avec
raison comme dangereux par M. Verneuil, a échoué deux
fois sur deux ; que la section du pédicule, impraticable
du reste quand le pédicule est sessile ou profondément
aponévrotique et dans les cas de fibromes de Retzius,
a aussi donné deux insuccès sur deux ; et nous avons
fait plus haut nos réserves au sujet de la ligature du
professeur Richet.

L'extirpation reste donc seule à notre avis ; et il n'y a
plus qu'à en régler le manuel opératoire.

Celui-ci variera évidemment avec le siège anatomique
de la tumeur et comme ce dernier est souvent impossible
à préciser avant l'opération, peut-être pourrait-on croire
qu'il en sera de même du manuel. Cela est vrai dans
une certaine mesure, il est impossible de régler le manuel à l'avance avec une précision mathématique comme
on peut le faire dans certaines opérations, mais nous
croyons que toute incertitude devra disparaître si, quand
on aura le bistouri en main, on procède avec soin et méthode. Et en effet, il ressort nettement de toutes celles
de nos observations qui soient tangibles, qu'il existe
deux grandes catégories de fibromes ; ils sont ou assez
superficiels, ne dépassant pas le fascia transversal, ou

plus profondément situés, traversant le fascia, arrivant même jusqu'au péritoine. De plus l'examen attentif de nos mêmes faits démontre que si le fibrome est superficiel et pour nous expliquer clairement sur ce mot, nous voulons dire par là non seulement sous-cutané, mais encore intramusculaire ou intra-aponevrotique jusqu'au fascia; l'opération est facile et assez peu grave. Les observations I, II, XXV, XXIX, pour ne citer que les plus volumineux fibromes opérés dans ces conditions, sont là pour nous donner raison. C'est, pour le dire en passant, la variété la plus fréquente et nous ne nous y arrêterons pas plus longuement.

Mais les choses changent de face si le fibrome est situé profondément, traverse les couches que nous venons d'énumérer, empiète sur le fascia et le tissu cellulaire qui le double, et arrive jusqu'au péritoine. Dans ces cas, l'opération toujours sérieuse est souvent pleine de dangers. Nous n'en voulons pour preuves que les observations IV, XX, XXVI et XXXVI, où des accidents péritonitiques plus ou moins graves se montrèrent après la simple mise à nu, décollement ou résection du fascia, ce qui sur 10 faits semblables donne 40 0/0 d'accidents.

Bien plus, si l'on compare la mortalité appartenant à ces cas avec celle fournie par l'ouverture même du péritoine, on trouve 2 morts sur 10 blessures ou meurtrissures du fascia, et 2 morts aussi sur 7 ouvertures réelles de la séreuse péritonéale, car on voudra bien nous laisser excepter la malade de Rokitansky absolument inouïe. Ces résultats sensiblement égaux ne peuvent aller que s'améliorant en ce qui concerne l'ouverture du péritoine, tous les chirurgiens sont là-dessus d'accord. Peut-on en dire autant de la mise à nu, décollement, résection du fascia, voire de la ligne blanche? Nous n'oserions certes l'affirmer. Nous opinons même volontiers pour la proposition contraire, car, outre les résultats matériels que nous produisons, le mode opératoire usité en pareil cas ne nous satisfait pas. Ces décollements, si bien faits qu'ils soient, peuvent malaxer, érailler une séreuse qui demande par-dessus tout à ne pas être agacée. Le meilleur bistouri, si l'on dissèque au lieu de décoller, tenu par les plus habiles mains, peut, cela s'est vu, s'égarer de quelques millimètres; il n'en faut pas davantage pour réveiller la susceptibilité du péritoine, et qui peut répondre alors de l'inflammation consécutive et de la péritonite par propagation?

Pour toutes ces raisons nous serions assez disposé à modifier dans ces cas le manuel opératoire, et s'il nous est permis de dire ici complètement notre façon de voir, nous aimerions mieux aborder franchement la séreuse avec le bistouri, par le procédé suivant: Le fibrome ayant été découvert et reconnu adhérer aux couches profondes, décortiquer avec prudence les tissus qui l'environnent en haut et sur les côtés sans dépasser en bas les couches précédemment indiquées, ce qui aura pour but de voir et de permettre de prendre un temps; ceci fait, et la tumeur ayant été suffisamment isolée, continuer sur le point le plus convenable en dehors de la tumeur, l'incision des tissus jusqu'au péritoine, en ayant soin bien entendu d'étancher le sang (pas n'est besoin de dire que dans les cas d'adhérences à l'estomac ou à la vessie, on décollera d'abord la tumeur de ces organes). Faire alors à la séreuse une incision suffisante pour permettre de refouler avec les doigts les anses intestinales dans tout le rayon de la base de la tumeur; puis saisir au-dessus des doigts avec une large pince tout ce qui gêne pour l'ablation totale, et en y comprenant le péritoine ; poser une ligature immédiatement au-dessous, en faire la résection de ce qui dépasse. Achever alors en faisant les sutures nécessaires au niveau de la ligature précédemment établie et terminer par un pansement approprié.

Ce procédé est assurément passible d'objections sérieuses, dont la première est qu'il n'a pas encore été employé, que nous sachions. Le sera-t-il même jamais ?... Nous formons simplement le souhait de ne pas le voir condamner *a priori* dès sa naissance.

CONCLUSIONS.

1° Les fibromes du tronc en rapport avec la paroi abdominale sont assez rares. Nous n'en connaissons que 40 cas dont le premier appartient à M. le professeur Sappey, car nous exceptons de nos conclusions les fibromes de la cavité de Retzius, les quatre observations que nous en rapportons étant insuffisantes pour conclure.

2° Il n'y a pas de pédicule iliaque dans plus du tiers des observations publiées. Dans la majorité des cas le pédicule est aponévrotique et de forme sessile. Les implantations costale, pubienne sont accidentelles ou concomitantes. Aussi quand on a en vue les fibromes du tronc on doit ajouter le qualificatif périostique ou aponévrotique suivant les cas et rejeter les autres dénominations.

3° Ils sont incontestablement plus fréquents chez la femme puisqu'on n'a encore observé que deux cas chez l'homme, mais sans qu'on puisse expliquer cette fréquence autrement que par la prédisposition du sexe féminin pour ces tumeurs.

4° La menstruation, la grossesse et la ménopause n'ont probablement pas sur leur développement l'influence qu'on leur prête un peu gratuitement.

5° Ces fibromes sont presque toujours indolents; ce n'est que dans quelques cas qu'ils deviennent douloureux. La santé générale n'en est presque jamais atteinte.

6° Le diagnostic est facile, sauf le point particulier des adhérences avec le péritoine, qui est impossible.

7° On ne doit jamais opérer les petits fibromes. Ce n'est que quand la douleur et le volume deviennent menaçants pour la vie du malade qu'on doit intervenir.

8° L'extirpation totale et à ciel ouvert doit être préférée à tout autre mode opératoire, mais le procédé peut varier suivant que le fibrome est superficiel ou profond.

a. Pas de difficulté s'il est superficiel.

b. S'il est profond, on pourrait peut-être essayer le procédé suivant :

Inciser la peau, les couches musculaires et aponévrotiques jusqu'à la tumeur. Décortiquer celle-ci dans toute son étendue, excepté à la face profonde. Ceci fait, continuer sur le point le plus convenable en dehors de la tumeur l'incision des tissus jusqu'au péritoine, ouvrir celui-ci comme dans l'ovariotomie ; refouler avec les doigts les anses intestinales dans tout le rayon de la base de la tumeur; puis saisir au-dessus des doigts avec une large pince tout ce qui gêne pour l'ablation totale; poser une ligature au-dessous et faire la résection de ce qui dépasse. Sutures et pansement approprié.

9° Dans tous les cas, on doit prendre les mesures préventives actuellement usitées dans l'ovariotomie.

Paris. — Typ. A. PARENT, A. DAVY, succ., imp. de la Faculté de médecine. 52, rue Madame et rue M.-le-Prince, 14,